NOTICE

SUR

LE KOUMYS

OU

VIN DE LAIT

**Origine. — Historique. — Préparation.
Composition. — Propriétés thérapeutiques. — Différentes
espèces. — Usage. — Mode d'emploi.**

PAR

CH. JOBA

Ancien chirurgien-major de la marine, chevalier de la Légion d'honneur

PARIS

CHEZ L. LECLERC, LIBRAIRE

14, RUE DE L'ÉCOLE-DE-MÉDECINE

1873

DU KOUMYS OU VIN DE LAIT

La Russie orientale et asiatique est le pays d'origine de cette boisson. Les nombreuses peuplades de
Bashkirs et de Kirghizes qui habitent les steppes font
depuis un temps immémorial un grand usage du koumys. Elles s'en servent, soit comme boisson alimen-
taire, soit comme médicament contre certaines maladies dont nous parlerons plus loin.

Bien des médecins russes et allemands ainsi que
plusieurs voyageurs dont l'autorité est incontestable
attestent que son usage préserve les habitants de
ces pays de phthisie et autres maladies chroniques qui
y sont presque inconnues : c'est cette observation
qui a donné l'idée de faire entrer le koumys dans l'ar-
senal thérapeutique. Les premiers travaux faits sur
le koumys remontent assez haut. En effet, c'est en
1788 qu'un médecin anglais, le docteur *John Grière* (1),
d'Edimbourg, a publié les premières notions scien-
tifiques sur le koumys. J. Grière avait passé plusieurs
années en qualité de médecin de l'armée russe parmi
les tribus Kirghizes, et il avait pu étudier et expérimenter le koumys. Depuis cette époque plusieurs
tentatives ont été faites afin de donner au koumys
une place dans la thérapeutique. Mais, soit faute de
connaissances précises sur sa fabrication et son usage,
soit ce préjugé qu'il ne peut être efficace qu'à la con-

(1) Grière, *Account of the methode of making a wine called
by the Tartars koumiss with observations on its usein medicine.*
Edinb., transact., 1788. — 278.

dition d'être fabriqué avec du lait de jument des steppes et bu dans les steppes mêmes, son emploi ne s'est malheureusement pas propagé. Ce n'est que dans ces dernières années, devant des données plus positives que des hommes dévoués à la science et à l'humanité n'ont plus hésité à l'expérimenter sérieusement, et grâce à de nombreuses observations cliniques, ils ont constaté et attesté ses précieuses qualités. Aujourd'hui, en Russie, en Allemagne, en Angleterre, le koumys a conquis une grande renommée, il possède sa propre littérature, et de belles pages lui sont consacrées dans les ouvrages les plus récents de pharmacologie. En Russie, à la suite de rapports favorables de la commission scientifique spéciale nommée officiellement, ses établissements jouissent de la haute protection du gouvernement impérial, et le public partageant en cela l'idée des médecins, voit dans le koumys un médicament spécifique contre les maladies des voies respiratoires et les affaiblissements de toute nature de l'organisme en général.

Nous ne pouvons ici mentionner, même simplement, tout ce qui a été écrit et publié sur le koumys, mais il nous est impossible de ne pas citer deux principaux ouvrages : le compte rendu du docteur professeur *Richter* (1), et la monographie du koumys du docteur *E. Ståhlberg*, de Moscou (2), un des premiers et des plus éclairés propagateurs du koumys, et qui, à ce titre, mérite toute la reconnaissance du monde médical.

Les Bashkirs et les Kirghizes préparent le koumys pendant l'été avec du lait de jument, et pendant l'hiver avec du lait de vache. On verse du lait dans des outres en peau appelées *saba*, où il y a toujours un

(1) *Schmidts Jahrbücher.* Bd. 148, II, 1870.

(2) *Der Koumys, seine physiol. mnd therapeut. Wirkimgen.* Saint-Pétersbourg, 1869.

peu de vieux koumys qui fait naître la fermentation. En Europe, la cherté du lait de jument et même l'impossibilité de s'en procurer, a donné l'idée de la fabrication du koumys à l'aide du lait de vache. Des expériences cliniques et l'analyse chimique ont prouvé que le koumys provenant du lait de vache est aussi efficace que celui provenant du lait de jument. M. le docteur *Chalubinski*, professeur à la Faculté de Varsovie, a tout le mérite d'avoir fait le premier cette importante découverte, et les nombreux et satisfaisants résultats obtenus pendant deux années à la clinique de la Faculté lui ont permis d'attester publiquement « *la grande importance dans la thérapeutique du koumys de lait de vache.* » A partir de ce moment, les doutes sur l'efficacité du koumys de lait de vache ont été tout à fait dissipés, son usage rapidement propagé, témoin les nombreux établissements de koumys qui existent dans l'Europe orientale et centrale. Dans toutes ces fabriques, nous n'en connaissons que deux, celle de Moscou et Kiew, qui pouvant le trouver facilement, se servent du lait de jument : les autres le préparent avec du lait de vache.

Le lait de vache est plus pauvre en sucre que celui de jument. Pour obvier à cet inconvénient, plusieurs établissements de koumys font nourrir leurs vaches d'une façon spéciale, d'après la méthode de M. Kühne(1), en vue d'obtenir le lait le plus riche possible en sucre de lait. Mais, si le koumys de vache est convenablement préparé, et quelle que soit la nourriture des vaches laitières, il doit avoir la même composition chimique que celui de jument. Il a un goût douceâtre, un peu acide et piquant, d'un aspect laiteux, il est mousseux comme le vin de Champagne. Celui de jument possède l'odeur particulière de la sueur de che-

(1) *Die zweckmassigste Ernährung des Rindviches.* V. Aufl., Dresden, 1868.

val et quelquefois celui obtenu par le lait de vache a, surtout pendant les mauvais temps de l'hiver, un goût d'étable dû fort probablement au séjour prolongé que font les vaches à l'intérieur par suite du mauvais temps. La fabrication du koumys exige la meilleure qualité de lait possible, une surveillance minutieuse et incessante, et elle expose à de certaines difficultés inhérentes à toute bonne fermentation. Le koumys mal préparé peut occasionner de graves inflammations d'intestin. Comme type d'un koumys parfait, on admet celui de jument des steppes dont M. le Dr *Sthalberg* a donné l'analyse faite par M. *Hartier*, chimiste distingué à Moscou. Nous mettons ci-dessous cette analyse en plaçant à côté celle de lait de jument et de vache d'après M. *Gorup-Besanez* (1).

	KOUMYS	LAIT DE JUMENT	LAIT DE VACHE
Eau.	906,00	828,37	854,06
Caséum et Albumine.	16,20	16,41	54,04
Corps gras.	12,80	68,72	43,05
Sucre de lait.	22,80 }	86,50 }	48,85
Sels.	5,40 }		
Alcool.	16,30	»	»
Acide lactique	13,00	»	»
» carbonique	7,50	»	»
	1000,00	1000,00	1000,00

Nous trouvons donc dans le koumys l'alcool, l'acide lactique et l'acide carbonique, corps tout à fait étrangers au lait. D'après M. *Kestner*, l'alcool et l'acide lactique s'y trouvent à l'état de lactate d'alcool. Il contient également les éléments plastiques du lait représentés par les corps gras, sels, sucre de lait et caséum très-finement divisé.

(1) *Physiologische Chimie*. 2 Anfl. 1867.

En comparant l'analyse du koumys avec celle du lait, il nous est impossible de partager l'opinion par trop accréditée que le koumys possède exclusivement toutes les propriétés nutritives du lait. Nous verrons, au contraire, tout à l'heure, qu'il est le plus puissant agent dont dispose aujourd'hui la thérapeutique comme stimulant et augmentant la nutrition. Soutenir que lui seul peut suffisamment combler les dépenses de l'organisme est une erreur. Nous ne pouvons avoir de données précises sur l'action physiologique du koumys sur l'organisme à l'état sain, car le koumys étant un tonique, ne peut donner de l'énergie aux fonctions de la vie organique qui, à l'état sain, n'en manquent pas, il n'en rend qu'à des organes affaiblis, on ne peut donc connaître ses effets sur l'homme sain. Nous ne pouvons partager l'explication que certains auteurs donnent de son action physiologique en passant en revue l'action de ses principaux éléments, et voulant établir de cette manière son action générale. Il nous semble plus naturel d'admettre que puisque l'action du koumys dépend de la totalité de ses principes actifs, leur action d'ensemble est sans contredit différente de celle de chacun d'entre eux pris séparément. De quelle façon, par exemple, agit l'alcool en présence de l'acide lactique et de l'acide carbonique sur les différentes fonctions de l'organisme ? A-t-il tout à fait les mêmes propriétés, cet alcool provenant du sucre de lait, que celui provenant de raisin ou de grain ? Nous posons cette question aux esprits studieux et investigateurs, nous estimant fort heureux si nous réussissons à y attirer leur attention.

Dans ce court travail, nous nous bornons à donner une description très-sommaire des propriétés médicales du koumys, et disons d'abord qu'au point de vue pharmacologique il est classé parmi les boissons fermentées alcooliques. Pendant son passage dans le pharynx, l'estomac et les intestins, il augmente la sécrétion du suc gastrique, dissout les aliments azotés et les phosphates de chaux. L'absorption dans l'appareil digestif se fait très-vite et il passe dans le sang; il agit sur les organes de la sécrétion et sur l'appareil de la circulation. La sécrétion urinaire est plus abondante, son poids spécifique un peu plus élevé et sa réaction légèrement acide. Il ranime la circulation du sang, augmente l'énergie des contractions du cœur et l'ampleur des mouvements respiratoires.

Les observations du Dr *Chomenkow* ont prouvé, par l'analyse, que, pendant le traitement, le sang devient plus riche en fibrine et hémoglobuline. Sur l'appareil respiratoire, il agit d'abord par son contact avec la muqueuse dans les parties supérieures, de façon à faciliter l'expectoration. On suppose que son action expectorante provient en outre de l'excitation des rameaux périphériques du nerf pneumo - gastrique; mais cela n'est pas suffisamment prouvé, et nous inclinons plus volontiers vers cette théorie, que le koumys étant surtout un agent stimulant de la nutrition, la facilité plus grande d'expectoration peut provenir de l'amélioration générale de l'organisme, qui donne plus de force aux tissus musculaire et pulmonaire.

Les personnes prenant du koumys recouvrent l'appétit et leur poids augmente. On peut le vérifier facilement par un pesage soit hebdomadaire, soit mensuel, et très-souvent on peut constater une augmentation de six à huit kilogrammes après un traitement de six semaines à deux mois. Les formes du corps s'arrondissent, l'aspect maladif disparaît, et la peau prend une fraîcheur qui est l'indice d'une grande amélioration dans la circulation capillaire.

Cette rapide manifestation d'une plus grande activité dans la nutrition ne peut s'expliquer par l'action conservatrice de l'alcool, qui, on le sait, retarde la transformation de la matière, ni par l'action nutritive des composés plastiques qui se trouvent dans cette boisson : nous l'attribuons à cette propriété spéciale du koumys, d'augmenter la nutrition, ce qui permet, par conséquent, d'introduire avantageusement une plus grande quantité d'aliments dans l'organisme.

Nous basons notre théorie sur l'action bien connue des lactates introduits dans le sang, ce qui a lieu pendant le traitement par le koumys, où l'acide lactiqüe se trouve à l'état de fermentation permanente, état bien propre à activer la rapide transformation des aliments.

L'absorption des lactates par le sang augmente forcément celle de l'oxygène, et puisque, d'un autre côté, la quantité d'hémoglobuline augmente par l'action du koumys (Dr *Chomenkow*), la combinaison de celle-ci avec l'oxygène augmente également, et la combustion est plus énergique. En outre, les mouvements respiratoires ayant plus d'ampleur, l'hématose se fait d'une manière bien plus complète. Enfin le koumys amène le sommeil, et on sait que, pendant le sommeil, l'organisme absorbe plus d'oxygène que pendant la veille. (*Voit* et *Pettenkofer* (1).

En observant les effets du koumys, on ne peut se refuser à admettre qu'il facilite l'introduction dans l'économie d'une plus grande quantité d'aliments. Certains médecins, voulant expliquer l'embonpoint qu'amène à sa suite l'usage du koumys, appellent à leur aide la théorie connue de *Liebig* sur la formation de la graisse dans l'organisme. Ils oublient que cette théorie a été ébranlée par de récentes expériences

_____

(1) Sitzungsbericht. de Bayr. Akad. d. Wissensck., 1866, page 671.

(Hoppe-Seiler et Voit) (1), et aujourd'hui on admet généralement que cette formation s'opère soit par l'assimilation partielle des corps gras introduits avec les aliments, soit par la transformation des matières albumineuses.

En résumé, le koumys ne peut pas être considéré comme un agent nutritif; il ne permet pas à l'organisme de se contenter d'une moindre quantité d'aliments malgré le caséum, les corps gras et le sucre de lait qu'il contient; ses véritables propriétés sont d'activer la digestion, l'absorption et la combustion. Il est donc surtout *stimulant*, et comme son action stimulante se manifeste par une grande amélioration dans la nutrition, on le considère à juste titre comme le *tonique par excellence*.

Nous basant donc d'une part sur les propriétés indiscutables du koumys, de l'autre sur l'expérience de savants et de praticiens tels que ceux que nous avons cités, nous pourrons dire : On ne devra pas prescrire le koumys dans les maladies inflammatoires à l'état aigu; aux personnes pléthoriques, disposées à l'apoplexie; dans les maladies organiques du cœur et des reins; chez les enfants à l'époque de leur croissance; chez les femmes dans les deux premiers mois de leur grossesse; dans le catarrhe sec chez les personnes disposées à l'hémorrhagie bronchique; dans la phthisie compliquée d'affection du cœur; dans la dispepsie symptomatique d'un ulcère de l'estomac et dans toutes les périodes aiguës de la phthisie.

Mais, en revanche, ses propriétés, bien reconnues aujourd'hui comme tonique, reconstituant, expectorant, diurétique, lui donnent droit d'emploi dans la *bronchite chronique*, l'*asthme*, la *phthisie*, surtout à son

---

(1) Zeitschrift f. *Biologie*, Bd. V. Hf. 1, page 79.

début, toutes les formes de la *dyspepsie*, l'*aménorrhée*, la *dysménorrhée*, l'*anémie*, la *chlorose* et leurs compagnes ordinaires, l'*hystérie* et l'*hypochondrie*. On le donnera également avec succès contre les *scrofules*, le *scorbut*, l'*inflammation chronique des articulations* ou *des os*, dans les *périodes adynamiques des maladies aiguës*, dans la *diarrhée chronique*, dans la *convalescence*, surtout après les graves opérations chirurgicales, dans l'*albuminurie récente*, dans le *diabète*, et, dans ce dernier cas, l'amélioration se manifeste presque toujours après deux semaines de traitement ; enfin M. le Dr *Stahlberg* l'a employé avec succès dans les *fièvres adynamiques lentes*.

Certains auteurs, séduits par les qualités dissolvantes de l'acide lactique, ont recommandé le koumys dans les calculs et la gravelle; mais nous avouons, à ce sujet, manquer de données assez certaines pour pouvoir en parler plus longuement.

En un mot, nous pouvons affirmer que le koumys est l'agent tonique par excellence, que nul mieux que lui ne rend de la tonicité aux tissus, ne reconstitue les forces assimilatrices et n'imprime à l'organisme plus de résistance vitale. Les actions organiques sur lesquelles il porte ses effets sont les plus importantes, les plus radicales de l'économie vivante; elles sont la base de l'animalité, c'est-à-dire de la conservation de la vie.

Disons maintenant quelques mots sur le mode du traitement par le koumys.

Le koumys étant une boisson gazeuse contenant une grande quantité d'acide carbonique dont les propriétés médicales sont très-précieuses, on ne doit pas déboucher la bouteille. On fait sortir le liquide au moyen d'un robinet siphon spécial que l'on visse dans le bouchon. La bouteille doit être tenue toujours couchée de façon que le bouchon baigne, ce n'est qu'à cette condition qu'on peut éviter la perte de l'acide carbonique. Le koumys gardé dans une cave fraîche se conserve assez longtemps : la très-lente fermentation qui s'opère ne peut le modifier d'une manière bien sensible.

On distingue trois espèces de koumys ou plus tôt le koumys a trois degrés de fermentation : jeune, moyen et vieux. En thérapeutique on n'emploie que le *koumys* N° 1 ou jeune, et le *koumys* N° 2 ou moyen. Le vieux koumys n'est guère en usage que dans les pays où on en fait une boisson de table et comme il est fortement alcoolisé, il peut enivrer facilement. Ajoutons en passant que l'ivresse est passagère et se dissipe rapidement. Il peut être important pour le praticien de savoir la composition de ces deux espèces de koumys pour qu'il puisse, selon le besoin, administrer l'un ou l'autre. Nous donnons approximativement leur force qui se chiffre par les proportions suivantes :

Dans 1000 parties	Koumys n° 1	Koumys n° 2
Acide lactique.	de 10 à 12	de 13 à 16
— carbonique.	de 7 à 8	de 10 à 12
Alcool	de 15 à 16	de 20 à 24

Le koumys n$_o$ 1 est le plus usité en médecine: on a rarement recours au n$_o$ 2, si ce n'est dans la diarrhée chronique et le diabète et dans les cas, du reste très-rares, où le koumys n$_o$ 1 produit chez le malade des effets laxatifs que le médecin pourrait regarder comme nuisibles.

Le traitement commence par une bouteille par jour et progressivement on augmente la dose: on doit boire par verre plein et d'un seul coup. Plusieurs médecins partant de ce principe que dans les pays d'origine du koumys, on le prend en grande quantité, conseillent d'en boire quatre et même cinq bouteilles par jour. Nous trouvons cette dose trop forte et nous pouvons affirmer que presque jamais on ne doit dépasser deux bouteilles par jour. Quelle que soit la quantité journalière, on en prend une moitié avant midi et l'autre après, de façon que ce soit au moins une demi-heure avant et une heure après le repas. Le malade devra autant que possible prendre à jeûn la première moitié. Chez ceux bien affaiblis qui ne peuvent commencer par une bouteille par jour on se contente alors d'une demi-bouteille et dans ce cas on la prend aussi en quatre fois, c'est-à-dire deux demi-verres le matin et deux autres le soir. Aux malades alités, il ne faut pas faire prendre plus de six verres pleins par jour ou une bouteille et demie. Il arrive quelquefois, mais rarement, que certains malades éprouvent des nausées dans les premiers jours du traitement, on leur recommande alors de prendre, avant de boire chaque verre un petit morceau de pain saupoudré d'un peu de sel et le matin une tasse de thé au lait ou mieux d'infusion d'espèces aromatiques; mais alors il faut prescrire le koumys n° 2. Pour être efficace, le traitement par le koumys doit durer au moins un mois et demi, une durée plus longue ne peut être que très-avantageuse, souvent quinze jours sont nécessaires pour amener une amélioration sensible chez le malade. Les personnes qui, au commencement, ne le supportent pas facilement ou éprouvent des nausées s'y habituent au bout de quelque temps; il n'y a d'exception à cette règle que quand le malade n'a jamais pu supporter aucun lait, probablement alors il ne supportera pas le koumys. L'alimentation doit être mixte, bien appropriée à l'état du malade, les fruits crus ou mieux en compote seront permis s'il n'y a pas de disposition à la diarrhée. L'usage de boissons alcooliques doit être limité au strict nécessaire. Il faut éviter les fatigues physiques et morales et toutes les influences provenant des intempéries des saisons. Une des conditions principales pour obtenir de bons résultats est de suivre le traitement, régulièrement, sans interruption, et de boire au moins une bouteille par jour. Le traitement par le koumys n'exclut pas d'autres traitements si le besoin en est. Enfin, disons en terminant que l'usage a appris d'une manière certaine que le koumys agit mieux chez les personnes qui font un usage habituel et modéré des boissons alcooliques.

La grande renommée dont jouit le koumys depuis longtemps en Russie, renommée qui, dans ces dernières années, s'est étendue dans l'Europe centrale, comme médicament énergique dans les affections des organes respiratoires, nous engage à donner quelques explications sur son emploi dans ce genre d'affection.

Aujourd'hui on est généralement d'accord que presque toutes les phthisies acquises viennent se développer chez des sujets anémiques ou chlorotiques et très-souvent à la suite d'une bronchite chronique : eh bien, c'est contre l'anémie, la chlorose et aussi la bronchite chronique que l'action du koumys est des plus énergiques et des plus salutaires. Les malades atteints de bronchite chronique éprouvent même dans les premiers jours une grande amélioration : l'expectoration est plus facile, la toux moins fatigante et peu à peu tous les mauvais symptômes disparaissent et il est très-rare qu'un traitement bien suivi ne soit couronné de résultats on ne peut plus satisfaisants. Chez les phthisiques le pouls tombe, la température baisse, les sueurs nocturnes, la fièvre et l'oppression disparaissent et la toux diminue. Ils recouvrent l'appétit et les forces, l'insomnie cesse et bien souvent l'auscultation dénote une grande amélioration. Bien entendu, moins la maladie est avancée, meilleurs seront les résultats. Nous expliquons l'incontestable efficacité du koumys par la transformation plus active des matières caséeuses, ce qui leur donne des qualités éminemment combustibles.

La théorie de l'amélioration de la phthisie par le régime hygiénique et la nutrition améliorée n'est pas neuve, elle a aujourd'hui ses défenseurs autorisés dans tous les pays, nous n'avons donc pas à la discuter : mais, si malheureusement on peut encore aujourd'hui, comme déjà à l'époque de *Laënnec*, diré que la guérison de la phthisie est au-dessus des ressources de l'art, nous pouvons constater que la thérapeutique de notre temps ne possède pas un médicament qui puisse améliorer aussi promptement l'état des phthisiques que le fait le koumys : et n'eût-il que cette unique propriété, elle doit le recommander à l'attention des médecins et lui garantir son admission définitive dans la thérapeutique de notre pays.

Dans le traitement des maladies pulmonaires par le koumys il faut veiller attentivement à ce qu'il n'amène pas une trop grande sécheresse de la muqueuse qui pourrait occasionner une toux sèche et fatigante et par là une accélération du pouls et de la respiration. Dans ce cas on doit suspendre son usage pour quelques jours, on le donne ensuite de nouveau et si les mêmes manifestations se reproduisent, il ne faut pas hésiter à le supprimer. Chez les phthisiques atteints de nombreuses et profondes cavernes on doit s'en servir avec précaution, commencer par une demi-bouteille par jour et observer attentivement les malades.

Enfin, disons en terminant que tout récemment en Allemagne et en Russie, on a obtenu les plus beaux résultats en combinant le traitement par le koumys avec l'hydrothérapie et l'usage de bains résineux.

Paris-Vaugirard. — Typographie N. BLANPAIN, 7, rue Jeanne.

9 782019 275570